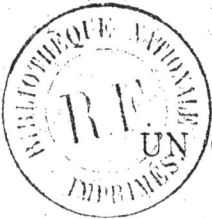

NON POLITIQUE

PAR

UN CONSERVATEUR

> Il ne faut jamais vendre la peau de
> l'ours qu'on ne l'ait mis par terre.
> LAFONTAINE, Fable xx.

LA ROCHELLE

TYPOGRAPHIE A. SIRET, PLACE DE LA MAIRIE, 3

—

1876

(HISTORIQUE)

———∿∿∿———

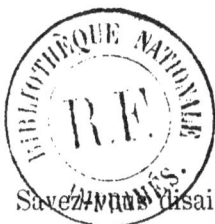

Savez-vous disait, il y a quelques jours, un groupe de plusieurs personnes, à un de mes bons amis qui me l'a rapporté, que votre médecin, M. Pros, a été éreinté bel 'et bien, au sujet de son fameux appareil obstétrical ? Il paraît que M. le professeur Pajot l'a roulé de la bonne manière ! Il lui a reproché d'avoir dit des hérésies dans la séance publique tenue à l'amphithéâtre de Paris et mis la charrue avant les bœufs, dans le compte-rendu de cette séance. C'est écrit, tout au long, dans les *Annales de Gynécologie* de mars dernier, page 236... Et patati et patata !...

Que de bruit j'ai soulevé, moi, simple médecin de province et que tous les racontars sont absurdes ! Qu'ont donc inventé ceux qui les ont lancés ? Rien ! Pas même la poudre.

Eh bien ! puisque j'y suis forcé, je donnerai les pièces de la grosse question que l'on voudrait faire croire, être chose jugée. Elle ne l'est pas, je le certifie. Loin de là, elle va entrer dans une nouvelle voie. Je déclare vouloir la reprendre pour affirmer, une fois de plus, mes convictions sur l'utilité et l'innocuité des tractions instrumentales et manuelles combinées, appliquées à l'obstétrique humaine. Je la reprendrai, voulant la dégager de mon mieux, de toutes les objections systématiques ou non, qui lui ont été faites et combattre, par anticipation, celles de l'avenir. Sans doute, je resterai bien au-dessous de ma tâche ; mais peu m'importe, des praticiens plus autorisés que je ne le suis, je crois pouvoir y compter, me viendront en aide.

Il ne faut plus se le dissimuler, les tractions dont je m'occupe, sont ou non, un progrès, en obstétrique. Si elles en réalisent un seul, quel qu'il soit, il faut les prendre en sérieuse considération et les étudier. Dans le cas contraire, ce n'est pas en cherchant à les couvrir de ridicule qu'on en éloignera ceux qui seraient tentés de les mettre en pratique, ou qui en ont déjà fait l'expérience. Non, leurs partisans n'en sont pas encore à faire leur *mea culpa*, d'avoir osé s'écarter des préceptes que leurs maîtres leur ont enseignés, verbalement ou par écrit. Que les maîtres, c'est leur droit et je me permets de le dire, leur devoir, prennent en main la question qui, agitée depuis un certain temps autour d'eux, est revenue à l'ordre du jour avec plus de chance que jamais de s'imposer. Qu'ils veuillent bien en faire l'application et l'arrêt qu'ils prononceront sera son approbation, j'en ai la certitude.

S'agit-il donc d'appliquer une ventouse sur la tête d'un enfant à naître pour en décoller le cuir chevelu ou de lui mettre sur la tête un bonnet d'un genre nouveau ? Nullement. Il s'agit tout simplement de mettre en œuvre des moyens et une méthode, lesquels sont, sans équivoque aucune, du ressort de l'art des accouchements. Il s'agit de mettre un frein à cette pratique inconsciente parfois et barbare toujours qui consiste à mutiler, mort ou vif, un enfant, dès que l'accoucheur faute d'habileté ou de force suffisante, ne peut l'extraire du sein de la mère. Il s'agit enfin de savoir s'il n'y a pas mieux à faire que d'user et d'abuser du céphalotribe, toutes les fois que le praticien se trouve aux prises avec un accouchement des plus laborieux ou pour mieux dire impossible par l'action pure et simple de son forceps.

Pour obtenir de meilleurs résultats, que faut-il donc, le plus souvent ? Un instrument qui soit mû par un appareil à tractions bien réglé, de manière à pouvoir agir avec sûreté par une méthode conservatrice et pour la mère et pour l'enfant.

L'humble praticien, du reste, a-t-il donc le droit comme l'ont ses maîtres, de prendre, sans avoir usé de tous les moyens pouvant l'en dispenser, la plus douloureuse des déterminations à laquelle son art puisse le condamner ?

J'ai déjà répondu, tant bien que mal, à toutes les objections contre l'intervention des tractions instrumentales dans l'accouchement et je n'ai rencontré, comme pour la faire tomber dans l'oubli, que des fins de non recevoir, nullement justifiées, qui m'ont paru déplacer la question. A qui ai-je donc proposé jamais, de virer au cabestan ou d'être l'exécuteur du supplice de la roue pour délivrer des patientes de leurs enfants, dans bien des cas ? Me suis-je donc oublié au point de conseiller de traiter la femme en couches comme une bête de somme ?

Quant à l'ombre des maîtres dont l'autorité a été invoquée, pour repousser les tractions obstétricales artificielles, elle ne m'est pas apparue plus puissante que la lumière des faits. Je crois même que ces maîtres, si je leur avais soumis mes humbles travaux, m'auraient dit comme celui qui m'a loyalement affirmé dans mes convictions : *Vous êtes dans une voie de progrès, poursuivez-la pour faire mieux encore.*

Je l'ai fait et ne cesserai de le faire ; m'arrêter court au point où j'en suis, ne m'est plus permis. Je poursuis donc, ne serait-ce que par considération pour les encouragements empreints de la plus généreuse courtoisie, que j'ai reçus du célèbre médecin en chef de la maternité de Paris.

Il y a plus, je me suis fait un devoir d'apporter à mon appareil deux perfectionnements que je dois à l'initiative de ce travailleur infatigable pour qui ce n'est pas assez d'avoir fait bien, mais qui tient à faire mieux encore.

En profitant des perfectionnements dont je viens de donner l'origine, je les ai modifiés pour les mieux adapter au système sur lequel repose mon appareil obstétrical et non pour, en les dénaturant, m'en approprier tout le mérite. C'est dire que je n'ai nullement songé à imiter ces praticiens inquiets et jaloux qui mettent toujours leur personnalité au premier plan. Critiques intéressés, il leur faut, sans cesse, bouquiner pour servir leur besoin de faire de l'opposition à tout venant et butiner dans les rognures des travaux de leurs confrères, ne voulant, finalement, que tout mettre dans leur hotte.

Mais qui ne sait les vicissitudes par lesquelles doit passer le plus simple perfectionnement, dans les arts comme dans les sciences, avant d'être accueilli avec quelque faveur ?

Il y a peu de mois, n'ai-je pas vu le résultat de mes efforts combattu d'une manière indirecte, dans un journal de médecine, par celui de mes confrères qui avait le moins le droit de lever la massue de ses critiques sur ma tête ?

Je crus devoir me défendre, dans ce même journal, des attaques dont j'avais été l'objet ; mais son rédacteur voulût bien m'écrire pour m'offrir de modifier l'article que je lui avais adressé dans ce but. Il l'avait trouvé trop raide. Je le refis donc et il n'arriva à la *Gazette des Hôpitaux* que pour prendre place dans ses cartons. Tant il est vrai que la liberté de la presse n'est nullement incompressible, en médecine. Je puis d'autant mieux le dire, que tout dernièrement, encore, j'en ai eu une nouvelle preuve. Désormais les *Annales de gynécologie* seront fermées à tout travail ayant trait à l'emploi de la force instrumentale, en obstétrique. Pourquoi?... Por què no, comme disent les Espagnols.

Voici la correspondance à laquelle j'ai fait allusion tout à l'heure.

On lit dans les *Annales de gynécologie* (mars 1876) :

Nous recevons de M. Pros, de La Rochelle, les deux lettres suivantes, l'une nous est adressée personnellement et contient quelques appréciations sur la méthode préconisée par notre distingué confrère ; la seconde est adressée à M. le professeur Pajot.

Nous faisons suivre cette seconde lettre de la réponse de M. Pajot.

Monsieur le Rédacteur et très-honoré Confrère,

Je me permets de vous prier de vouloir bien faire paraître, dans votre savant journal, le dessin de mon appareil obstétrical. Je vous en adresse le cliché. Je ne crois pas pouvoir apporter de nouveaux perfectionnements à cet appareil; je les attendrai de médecins qui, s'occupant d'accouchements et acceptant, comme rationnelle, ma méthode des tractions instrumentales et manuelles combinées, croiront devoir m'en proposer. Je n'entends parler que des véritables praticiens voulant agir : *Non vi, sed arte*. C'est-à-dire que j'écarterai de mes futurs conseillers ceux qui, cachés dans les plis de la robe de leurs maîtres, comme des miens, n'en sortiraient que pour dire : *maîtres vous avez raison*, et accuser les tracteurs obstétricaux de ne produire qu'une force aveugle. Ce reproche d'une redondance de convention et qui n'a plus de raison d'être, ne pourra, du reste, préoccuper que les accoucheurs à courte vue.

Mais je demanderai à certains de mes confrères, s'obstinant à croire que, parce qu'ils ont tiré, ou tireront à la main, une, deux et trois fois, à trois heures d'intervalle, sur une tête d'enfant, saisie entre les cuillers de leur forceps, et retenue dans un bassin vicié ou non : Etes-vous donc bien certains de ne pas avoir agi ou de ne pas agir en aveugles? Et comme conséquence, si vous vous êtes décidés ou devez vous décider à sacrifier l'enfant qui a résisté ou pourra résister à vos efforts de tractions manuelles? Etes-vous donc bien sûrs d'être à l'abri de tout reproche ou le serez-vous toujours? Se servir d'un céphalotribe ou tout simplement de ciseaux perforateurs, sans doute, c'est bientôt dit et souvent trop tôt fait! De quel droit donc l'accoucheur qui, faute d'habileté ou seulement de force suffisante, dans certains cas, mutilera-t-il un enfant mort ou vif? Est-ce parce qu'il n'aura pu qu'enclaver de plus en plus la tête dans le bassin de la mère? Et cette mère tenue parfois, pendant les neuf heures réglementaires, sur son lit de tortures physiques et morales, ne paiera-t-elle pas trop souvent de la vie ou tout au moins d'infirmités plus ou moins graves, la confiance aveugle qu'aura eue son accoucheur dans la seule force de ses bras?

Certes je le dis comme je le pense, j'ai bien peu d'autorité pour donner des conseils plus ou moins pédagogiques à un jeune confrère fictif ou non ; mais eussé-je cette autorité, je n'en userais qu'avec la plus grande réserve. J'aurais fait des accouchements, même par milliers, que je me garderais bien de dire à ce jeune confrère: « Du moment que vous verrez la force de vos bras ne » pas suffire à entraîner la tête du fœtus, vous soupçonnerez un » obstacle que le forceps, seul, ne peut vaincre. Vous reviendrez » néanmoins à cet instrument, à une ou deux reprises, en laissant » à la femme, après chacune, au moins deux ou trois heures de » repos, et quand vous aurez la certitude de ne pouvoir réussir » ainsi, c'est à la céphalotripsie que vous recourrez, plutôt qu'à » l'application d'une force aveugle, qui doit exposer gravement la » mère et ne sauver que bien rarement l'enfant. »

Non! je ne donnerais pas de semblables conseils à mon jeune protégé, eût-il le meilleur céphalotribe sous la main.

Je recommanderais de préférence à ce confrère, au début de sa carrière, de faire appel, en pareille circonstance, à l'expérience d'un praticien plus versé que lui dans l'art des accouchements ; ce dernier pourrait peut-être vaincre des difficultés qui ne seraient que relatives. Je lui dirais même (et je démontrerai, par la suite, pourquoi je parle ainsi), appelez le premier accoucheur venu, qui, sans être d'une grande habileté, aurait un bon appareil obstétrical à traction dont il saurait se servir d'une manière, au moins passable. Oui je parlerais ainsi, moi qui crois que, dans un avenir prochain, il y aura presque autant d'appareils à traction pour accoucher les femmes, que d'accoucheurs capables de s'en servir : *Non vi, sed arte.*

Mais, me dira-t-on, la plupart des grands maîtres dans l'art des accouchements ne veulent ni de votre machine, ni de votre méthode pour délivrer leurs patientes. La plupart des maîtres, soit ! Mais leurs élèves ? J'en connais au moins un, lequel, passé maître à son tour, a sauvé des mères et des enfants qui, sans le secours de mon appareil, auraient été vouées au céphalotribe. Et cependant cet appareil n'était, pour ainsi dire, alors qu'à l'état d'ébauche. Aujourd'hui il est plus perfectionné, peu encombrant et très-portatif.

Dans le dernier numéro de ces *Annales*, j'avais annoncé devoir répondre à quelques objections faites, avec un véritable talent, par le très-distingué Dr Bailly, dans sa thèse d'agrégation, mais j'y ai renoncé, n'ayant pas le droit de reprendre ici ce que j'ai déjà publié, en août dernier, dans une brochure qui se trouve à la librairie O. Doin. Pour le moment, je vais me permettre de répliquer, en toute humilité, mais fort de mes convictions, aux dilemmes qu'un des illustres fondateurs de ce journal a opposés aux partisans de l'emploi de la force mécanique dans l'accouchement

1° Ma machine (puisque machine il y a), employée selon ma méthode, pouvant faire autant que l'accoucheur, peut faire mieux que celui d'un talent médiocre. Elle n'est donc pas inutile. 2° Pouvant faire plus que l'accoucheur, elle peut faire mieux que lui, si, même du plus grand mérite, cet accoucheur ne trouve pas, dans la seule ressource de ses bras, le moyen de faire assez. Donc, puisqu'elle peut ne pas être inutile, ni dangereuse, et faire mieux que l'accoucheur (je le dis presque pour tous les cas dans lesquels il faut intervenir par le forceps), je ne dois pas me départir de ce que j'ai exprimé au sujet de mon appareil obstétrical dans d'autres circonstances. Je souhaite donc que cet appareil soit examiné de nouveau par le célèbre professeur qui, pendant sa brillante carrière, a rendu, plus éclatante encore qu'elle ne l'était, la lumière que ses maîtres vénérés avaient répandue sur l'art des accouchements. Qu'il me soit donc permis de m'adresser publiquement et loyalement à lui. Je sens le besoin d'exposer pourquoi, dans ma brochure, j'ai peut-être laissé entrevoir que j'avais reçu ses encouragements à rester dans la voie où je m'étais placé. Je dirai aussi, une fois de plus, pourquoi je m'y maintiens résolument.

Dans un prochain numéro, je ferai connaître, d'une manière explicative, les perfectionnements que, depuis peu de temps, j'ai apportés à mon appareil et la part qui en revient à M. le Dr Tarnier. Ce sera pour moi un bien agréable devoir de rendre ainsi un très-sincère hommage à ce travailleur infatigable. Pouvant se reposer sur ses lauriers, il a daigné ne pas se dérober à une nouvelle émulation, laquelle ne lui venait que de moi, simple accoucheur de province.

Veuillez agréer, etc.

A M. le professeur Pajot.

Monsieur et très-honoré maître,

Veuillez me permettre de vous exprimer combien j'ai été surpris du jugement que vous avez porté, dans la lettre que vous avez adressée à votre éminent collègue, M. le professeur Blot, sur l'emploi de la force mécanique appliquée aux accouchements. Je dois donc bien regretter d'avoir fait paraître votre nom dans ma brochure publiée en août dernier, sur la méthode des tractions instrumentales et manuelles combinées. Je n'avais pas cru devoir, ni pouvoir m'en dispenser.

Lorsque j'eus l'honneur de vous présenter, pour la première fois, mon appareil obstétrical, en vous quittant, j'emportai la conviction que vous n'en condamniez pas tous les principes. A une seconde visite, vous ayant fait part de mon intention de demander à M. le Doyen de la Faculté de médecine la faveur de faire connaître mon appareil à l'Ecole pratique, vous m'offrîtes, dans ce but, votre bienveillant concours. Un mois plus tard, même, vous aviez l'extrême obligeance de m'écrire pour m'indiquer l'époque à laquelle il serait à propos de placer ma démonstration.

Au jour fixé par vous, Monsieur et très-honoré Maître, j'étais à votre amphithéâtre. En entrant en séance, avant de combattre à armes courtoises, comme vous me l'aviez annoncé, les tracteurs obstétricaux, vous voulûtes bien dire que, de tous ceux connus, le mien serait celui que vous préféreriez, si vous aviez à en choisir un. Puis vous fîtes ressortir, à votre point de vue, le mauvais côté des tractions mécaniques appliquées à l'obstétrique humaine. Cependant, m'ayant permis d'exécuter, sur un mannequin spécial, quelques manœuvres instrumentales et manuelles combinées, je crus avoir obtenu votre approbation tacite. Je le crus d'autant mieux, que votre nombreux et sympathique auditoire, en m'applaudissant quand j'eus terminé mes manœuvres, semblait me faire comprendre que, par son attitude, son illustre professeur les y autorisait ; ma méthode laissant à l'accoucheur toute la dignité de son rôle.

Mais je m'étais fait illusion, Monsieur et très-honoré Maître, sur le sens de vos appréciations. Peut-être en a-t-il été de même de celles d'un de vos plus éminents collègues de Paris, dont je ne m'exposerai pas à dire le nom. Il en est un autre, cependant, qui ne me refusera jamais d'inscrire le sien ici : M. le Dr Tarnier. Jamais je n'oublierai l'accueil qu'il me fit à ma première visite. Dès que je lui eus montré ma tige mobile prenant son point d'appui sur le cadre-lit de l'appareil, il me tendit la main en me disant : « Je vous félicite, Monsieur, vous avez réalisé un progrès ; il faudra néanmoins faire mieux encore. »

Qu'il me soit donc permis, en terminant, de croire et d'espérer que le jugement que vous avez prononcé contre la méthode de la force mécanique, appliquée à l'obstétrique humaine, peut ne pas être sans appel.

Veuillez agréer, Monsieur et très-honoré maître, la plus parfaite expression de mes sentiments très-respectueux.

Dr PROS.

Voici maintenant la lettre que M. le professeur Pajot nous a adressée en réponse à la lettre précédente :

Mon cher ami,

Les souvenirs de notre honorable et sympathique confrère, M. Pros, sont évidemment très-confus.

1° Ce n'est pas à l'Ecole pratique, mais à mon cours, dans le grand amphithéâtre de la Faculté, que M. Pros m'a demandé à exposer la manœuvre de sa machine à accoucher.

2° Je n'ai pas laissé ignorer à M. Pros que *la méthode vétérinaire*, c'est-à-dire les tractions par des treuils, moufles, etc., pour accoucher les femmes, ne trouvait pas en moi un admirateur.

3° Après avoir indiqué brièvement à l'auditoire mes idées contre la méthode, j'ai donné la parole à M. Pros, et je n'ai point interrompu, ni pour faire d'objection, ni pour constater des hérésies obstétricales passées inaperçues des élèves, mais entendues avec étonnement par quelques médecins instruits en accouchement. Je citerai M. le Dr Pinard, chef de clinique de la Faculté, et M. le Dr Verrier, préparateur de mon cours, auprès duquel M. Pros pourra se renseigner à cet égard.

Donc, ce que M. Pros a appelé mon approbation TACITE, n'a été qu'un silence imposé par la bonne confraternité.

Après avoir donné la parole à M. Pros dans mon cours, je croirais avoir fait preuve d'un goût déplorable en mettant en relief, au milieu de sept à huit cents élèves, les preuves d'une théorie incomplète et d'une pratique insuffisante de l'obstétrique, données dans une démonstration de vingt minutes à peine, par un confrère des plus estimables à tous égards.

« Si je ne repoussais pas la méthode, ai-je seulement dit à M. Pros, quand il eut terminé, votre appareil me paraît un des plus acceptables. »

Je ne pouvais faire ni moins, ni plus.

Qu'on me permette une dernière remarque, M. Pros souligne, dans sa lettre, des conseils donnés à un jeune confrère, et il les blâme. M. Pros n'a probablement jamais entendu P. Dubois, car ces préceptes sont tout à fait conformes à l'enseignement de ce maître illustre.

Je termine par cette déclaration.

Depuis quinze ans, *la méthode vétérinaire* s'efforce de pénétrer dans *l'obstétrique humaine*. Le public médical a lu ou entendu partout les raisons de ses quelques partisans et de ses nombreux adversaires. Les éléments d'un jugement existent donc.

Or, les inventeurs et admirateurs de la méthode l'encourageront, l'enseigneront et l'appliqueront avec ses procédés divers. C'est entendu. Mais qu'ils veuillent bien permettre à leurs adversaires de ne point admirer cette méthode, de ne point l'encourager et de ne point l'enseigner, puisqu'ils la trouvent inacceptable.

Décidé, pour mon compte, à ne plus m'occuper d'un sujet épuisé et dont nos lecteurs doivent être saturés jusqu'au dégoût, j'attendrai, pour adopter les machines à accoucher, qu'on m'ait montré un inventeur convenant de l'inanité de sa découverte.

Si c'est un tort, il fut celui de P. Dubois et Velpeau; il est partagé aujourd'hui par presque toute la jeune génération d'accoucheurs distingués. Se tromper, en aussi bonne compagnie, est au moins excusable.

Veuillez agréer, etc.   Professeur PAJOT.

L'échelle qui conduit au premier étage des Annales de gynécologie *m'ayant été retirée, je me fais un devoir respectueux de ne pas chercher à combattre les incidents, me concernant, que soulève cette dernière lettre. Le célèbre professeur qui l'a écrite, y a fait des déclarations qui coupent court à toute réplique de ma part.*

Que personne donc ne songe à me reprocher de vouloir me dérober aux incidents, en question, lesquels après tout, quant au fond, sont sans importance. Certes, ils ne se seraient jamais produits, si j'avais pu les éviter. La preuve n'en est-elle pas dans la *tardive* lettre de M. le professeur Pajot, à son éminent collègue, M. le Dr Blot? Je m'y étais cru désigné par suite, peut-être, de renseignements inexacts sous le titre de *chirurgien de troisième classe à prétentions obstétricales* et ne m'en étais pas plaint,

— J'avais été nommé chirurgien de troisième classe de la marine à dix-neuf ans et de deuxième à vingt-deux. De plus, à la suite d'une épidémie très-grave de typhus, au Sénégal, et du naufrage de la frégate à vapeur le *Groënland*, dont j'étais le chirurgien-major, je fus promu au grade de chevalier de la Légion d'honneur, à l'ancienneté. Je devais avoir alors, autant qu'il m'en souvienne, vingt-quatre ans.

Pour ce qui est de mes prétentions obstétricales, pour toutes sortes de raisons, je préfère m'abstenir d'en parler. Que d'accoucheurs, du reste, en ont à qui mieux mieux ! Les miennes ont été sans compensation aucune. Ceux de mes confrères, pour le compte desquels j'ai travaillé, ne l'ont pas fait pour le mien, en échange. Toujours j'ai opéré, pour moi, moi-même, à l'exemple d'un photographe de Paris. Mais, comme lui, je n'ai jamais garanti la ressemblance, ni le sexe de l'enfant. Hippocrate le défendait.

Je vais enfin dire comment j'ai été conduit à imaginer mon appareil. Ce sera pour moi l'occasion d'offrir l'hommage de ma plus parfaite reconnaissance, à ceux de mes confrères qui, les premiers, m'en ont donné l'inspiration.

Nommé en 1851, médecin-professeur-adjoint au cours départemental d'accouchement de la Rochelle, je m'y étais maintenu paisiblement jusqu'en l'année 1874 ; écrasé que j'étais, en quelque sorte, sous le poids de la haute renommée de son professeur en chef, je ne m'étais pas permis de profiter de ma position à la maternité de cette ville pour m'y faire remarquer par quelque innovation que ce fût, ni par aucun écrit.

J'aurais pu, cependant, dans la longue durée de mes fonctions, livrer à la publicité quelques observations d'accouchements difficiles dans lesquels il m'avait été donné d'intervenir. Ces observations que j'exposerai probablement par la suite, dans la presse médicale, en leur ajoutant celles que j'ai recueillies dans ma pratique particulière, n'eussent pas été dénuées d'intérêt. Elles eussent au moins démontré que, même avant le décès de M. Romieux, j'avais affronté, non sans succès, comme médecin accoucheur, des difficultés, parfois, d'une gravité exceptionnelle.

Mon effacement à la maternité de la Rochelle y avait donc été beaucoup plus apparent que réel. Aussi j'avais l'espoir qu'au décès de mon chef direct, je l'y remplacerais tout naturellement. Je l'espérais d'autant plus, que de leur propre initiative MM. les administrateurs de notre maternité en avaient fait la demande à M. le Préfet du département. Mais, malgré ses meilleures intentions, ce magistrat ne pût m'accorder le titre auquel j'aspirais, par une ambition bien facile à comprendre. Il lui fallût en référer au Conseil général, lequel, me laissa bien en fonctions, mais à l'état de professeur en litige.

Pendant que cette question restait en suspens, une foule de ballons d'essai, aux couleurs de la puissance des *on dit*, annonçaient la suppression du cours d'accouchement. Tous ces ballons, moins le Caméléon, je crois, crevèrent dans les nuages de l'imagination de leurs auteurs et ce dernier, enflé de trompeuses espérances, eût le sort de ses prédécesseurs. C'était lui qui avait fait planer au-dessus des décisions du Conseil général, une combinaison dans laquelle le service des femmes en couches aurait été annexé à celui des malades de l'hospice Saint-Louis. C'est-à-dire que le médecin en chef de cet établissement, aurait été appelé à remplacer, comme accoucheur, son éminent confrère dont il tenait déjà, de main morte, le cahier de visite. Mais heureusement pour cet honorable collègue et pour moi, on le sait, il n'en fut pas ainsi.

En présence de la combinaison dont je viens de parler, je n'avais pas été sans inquiétude sur l'avenir de la succession à laquelle j'avais cru pouvoir prétendre. Ce fut au point, qu'alors que je craignais de la voir m'échapper, ayant rencontré par hasard un de mes confrères qui pouvait me renseigner, je lui demandai ce qu'il en pensait. Bah ! me répondit-il, ce sera la montagne qui accouchera d'une souris.

J'aurais dû me montrer heureux de ces rassurantes paroles. Mais hélas ! ma situation n'en devint que plus perplexe ! Jour et nuit, je me voyais aux prises avec les difficultés d'un accouchement des plus laborieux. Le jour, parfois, j'entendais les cris plaintifs de la montagne et, la nuit, ses puissantes clameurs me causaient d'affreux cauchemars. Se présente-t-elle par la tête ou par la queue, m'écriais-je parfois dans ma pénible insomnie ? Enfin une nuit, nuit mémorable, au moins pour les miens et mes voisins, auxquels j'en fais mes sincères excuses, je me mis à frapper à grand bruit avec un marteau, à scier, à limer, à battre le fer... J'avais pris la ferme résolution de fabriquer un forceps spécial pour la circonstance. Je le fis moitié fer et moitié bois, afin qu'il servît de modèle à un habile fabricant de semblables instruments. J'étais presque content de mon œuvre. A mes affreux cauchemars avaient succédé les plus doux rêves, je m'y trouvais radieux tirant avec aisance et facilité sur mon nouvel instrument ; lequel appliqué sur la tête d'une souris tournait à mon gré dans un tout petit trou de montagne. Peu m'importait que l'animal se présentât par le sommet franc ou par le museau. Cependant, je dois le dire, mes joies ne furent pas de longue durée. Un jour, je crus m'apercevoir qu'à mesure que j'opérais sur la tête de ma souris, un mauvais plaisant, caché dans une crevasse de la montagne, la tirait à lui par la queue. Je me trouvais ainsi frustré, tout d'un coup, de mes peines et bien légitimes espérances. Mais le fruit de mon labeur et de mes veilles, mon instrument, me restait! C'était, puisqu'il faut le dire, un tracteur à nul autre pareil et un cadre-lit, avec lesquels il m'a été donné de prouver à celui de mes confrères qui aurait dû ne pas l'oublier : *Qu'il vaut mieux terminer certains accouchements avec le secours d'un tracteur obstétrical qu'à coups de ciseaux ou par le céphalotribe.*

Ce que je viens de dire par esprit de réciprocité de *conseils confraternels* ne saurait être mieux terminé que par cet excellent précepte de M. le professeur Pajot : « Pendant une application de forceps l'accoucheur ne doit » jamais forcer une résistance avec — *ni son talent.*

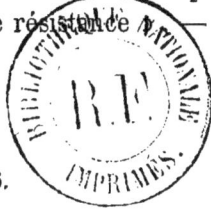

Dʳ PROS.

30 avril 1876.

—◦❃◦—

La Rochelle, Typ. A. Siret.

www.ingramcontent.com/pod-product-compliance
Lightning Source LLC
Chambersburg PA
CBHW050454210326
41520CB00019B/6202